Pilar Pacheco López
Maria Antonia Meroño Saura
Miguel Ángel Carvajal Sánchez

Enfermedad de Duchenne: complejidades en el uso de Ataluren en España

Pilar Pacheco López
Maria Antonia Meroño Saura
Miguel Ángel Carvajal Sánchez

Enfermedad de Duchenne: complejidades en el uso de Ataluren en España

Prestación farmacéutica y principios bioéticos relacionados con el caso

PUBLICIA

Imprint

Cover image: www.ingimage.com

Publisher:
PUBLICIA
is a trademark of
Dodo Books Indian Ocean Ltd., member of the OmniScriptum S.R.L Publishing group
str. A.Russo 15, of. 61, Chisinau-2068, Republic of Moldova Europe
Printed at: see last page
ISBN: 978-3-639-55341-3

ÍNDICE

RESUMEN

La distrofia muscular de Duchenne es una enfermedad genética rara que afecta a una pequeña proporción de la población y para la que actualmente sólo existe un tratamiento autorizado; ataluren. Este fármaco fue aprobado para su comercialización por la Agencia Europea del Medicamento en el año 2014. La autorización se le otorgó de manera condicional, es decir, a la espera de más resultados que demuestren sólidamente su eficacia. Desde entonces, la aprobación del fármaco se ha ido renovando, pero siempre en la modalidad de "autorización condicional" sin haber demostrado aún, a día de hoy, su efecto beneficioso en la progresión de la enfermedad.

En España, ataluren no está financiado, en base a su pobre eficacia demostrada, y el hecho de estar autorizado, pero no financiado, impide a la Sanidad Pública el tratamiento de los niños afectados en nuestro país. Esta situación ha generado un profundo debate, no sólo por no poder iniciar nuevos tratamientos con ataluren en niños enfermos, sino por el agravio comparativo que supone el hecho de continuar financiando los tratamientos que se iniciaron en otros niños con anterioridad a la decisión de no financiación en España.

Se trata de una situación compleja que abarca desde la adecuada gestión sanitaria de los recursos limitados a la necesaria solidez de la evidencia científica, pasando por las motivaciones de las Agencias reguladoras y la industria farmacéutica en los procesos de investigación y autorización de fármacos. En todo esto están, profundamente implicados, algunos pilares de la bioética como la equidad y la justicia, así como determinados principios legales como la protección del Menor.

ABSTRACT

Duchenne muscular dystrophy is a rare genetic disease that affects a small proportion of the population and for which there is currently only one licensed drug; ataluren. This drug was approved by the European Medicines Agency in 2014. The authorization was granted conditionally, that is, pending more results that demonstrate its efficacy more strongly. Since then, this approval has been renewed, always maintaining "conditional authorization" modality and the benefits in terms of disease progression have not yet been demonstrated.

n Spain, ataluren is not financed, based on its proven poor efficacy, and the fact that it is an authorized drug, but it is not financed, prevents the treatment of the nearly 40 affected children in our country. This situation has generated a deep debate, not only due to not being able to start new treatments with, but also due to the comparative grievance caused by continuing to finance the treatments started in children prior to the decision of not public funding in Spain.

This is a complex situation that ranges from the adequate sanitary management of limited resources to the necessary solidity of scientific evidence, through the motivations of regulatory agencies and the pharmaceutical industry in the processes of research and authorization of drugs. Some pillars of bioethics such as equity and justice, as well as certain legal principles such as the protection of minors, are deeply involved in all of this.

1. INTRODUCCIÓN

En los últimos años es frecuente encontrar noticias referentes al uso en España de ataluren, un fármaco autorizado por la Agencia Europea del Medicamento (EMA) para el tratamiento de una enfermedad rara; la Distrofia muscular de Duchenne. [1] La eficacia de este fármaco no ha sido aún demostrada con los ensayos clínicos realizados.

La EMA autorizó el fármaco en 2014 [1] basándose en la evidencia disponible, que sugería que ralentizaba la progresión de la enfermedad, con un perfil de seguridad favorable. Dado que presentaba más beneficios que riesgos y ante la existencia de una necesidad insatisfecha de tratamiento en los pacientes con Duchenne, la Agencia decidió otorgar al fármaco una "autorización condicional".

Este estado condicional significa que aún falta evidencia por conocer sobre el medicamento en el momento en que este se autoriza para su comercialización en cualquier país miembro de la Unión Europea, y que esta evidencia deberá ser proporcionada por el laboratorio en los próximos años, para conseguir una autorización definitiva en caso de que los resultados sean favorables. De este modo, desde el momento en que se concede la autorización condicional, la Agencia está obligada a revisar todos los años cualquier nueva información que esté disponible y actualizar el estado del fármaco según sea necesario. [2]

---

[1] Translarna. European Medicines Agency. 2018. [citado 8 de junio de 2020] Disponible en: https://www.ema.europa.eu/en/medicines/human/EPAR/translarna

Seis años más tarde, el estado de la autorización de ataluren no ha variado sustancialmente, pues sigue disfrutando de una autorización condicional en toda la Unión Europea, sin que se haya confirmado su eficacia. El fármaco fue inicialmente comercializado en Reino Unido bajo el nombre comercial de Traslarna®, pero esta comercialización no se ha extendido a día de hoy a nuestro país, por lo que, para usarse en España, deberán llevarse una serie de trámites en función de las decisiones administrativas del Estado y que no están exentos de polémica. Además, tras la decisión de Sanidad de no financiación de este principio activo en 2016, [3] ataluren se encuentra excluido en la Cartera de Servicios de nuestro Sistema Nacional de Salud, hecho que, probablemente, disminuya el interés de las farmacéuticas españolas por comercializar este producto.

El hecho de no estar financiado, impide a la Sanidad Pública el tratamiento de los cerca de 40 niños afectados en nuestro país. Esto ha generado un amplio debate y un profundo malestar en los padres y asociaciones de pacientes de la Enfermedad de Duchenne, tanto dentro como fuera de nuestras fronteras, pues esta situación confusa y cambiante sobre su uso se extiende a muchos otros países de la Unión Europea.

Precisamente respecto a la exclusión de la financiación gira uno de los principales puntos de debate, y es qué hacer con los

---

[2] Informe EPAR de Traslarna. [citado 8 de junio de 2020] Disponible en: https://www.ema.europa.eu/en/documents/overview/translarna-epar-medicine overview_en.pdf

[3] Ministerio de Sanidad, Consumo y Bienestar Social - Profesionales de la Salud - Buscador situación financiación medicamentos. [citado 8 de junio de 2020] Disponible en: https://www.mscbs.gob.es/profesionales/medicamentos.do?metodo=verDetalle&cn=704475

pacientes que ya habían iniciado tratamiento con ataluren en el espacio de tiempo comprendido entre la autorización por la EMA en 2014 y la decisión de no financiación en España en 2016. Suspender el tratamiento en un paciente que ya lo ha iniciado tras conocer que no se financia su uso en España o continuarlo bajo la financiación pública que, sin embargo, lo deniega a otros pacientes que iniciarán el tratamiento y que padecen la misma indicación de uso son las dos opciones que se han planteado en varios casos en España en los últimos años. Es, por tanto, una consideración relevante desde la perspectiva de la equidad. Por otro lado, existe un grupo de pacientes que han aceptado participar de manera altruista en un ensayo clínico con el fármaco, asumiendo así la posibilidad al azar de recibir placebo, lo cual supondría una discriminación frente a quienes reciben directamente el fármaco por razón de la presión social. [4] Desde otro punto de vista, la discriminación puede recaer en el paciente que recibe directamente un tratamiento que está siendo sometido aún a ensayos clínicos, sin conocer aún sus efectos y sin las garantías que aporta un ensayo clínico.

El objetivo de este trabajo es revisar la situación actual en España del acceso de los pacientes a ataluren desde la perspectiva ética, administrativa y legal a propósito de una resolución judicial de la Región de Murcia ante la no financiación del tratamiento para un caso concreto.

---

[4] Informe CBA Ataluren.pdf [citado 1 de junio de 2020] Disponible en: https://www.aragon.es/documents/20127/674325/Informe+CBA+Ataluren+Duchenne+definitivo.pdf/315bc656-8f4c-4a83-b848-b195c2a39894?version=1.0&t=1560350192779

2. ATALUREN Y ENFERMEDAD DE DUCHENNE

La distrofia muscular de Duchenne es una enfermedad genética de herencia recesiva ligada al cromosoma X que produce debilidad y atrofia muscular progresiva. Afecta sobre todo a varones, y en Europa la sufren 0.5 por cada 10.000 habitantes, lo que equivale a un total de alrededor de 25.000 personas. [5] Se considera una de las llamadas "enfermedades raras" ya que afecta a una proporción muy reducida de la población. En cuanto a su fisiopatología, se produce una síntesis errónea de la distrofina, lo que provoca debilidad y atrofia muscular. Los síntomas se inician de manera precoz a los 3 - 4 años de edad, y se manifiestan con debilidad en las piernas. Antes de los 12 años aparece la incapacidad para caminar. La esperanza de vida media es de 25 años. [6]

---

[5] European Commission. Eurostat. Population and population change statistics. EU-27 population continues to grow. EC Eurostat Website. Accessed Oct 15, 2013. Updated 2012. [citado 4 de junio de 2020].

[6] Grupo de Estudio de Enfermedades Neuromusculares. Sociedad Española de Neurología. Algoritmos diagnósticos en las miopatias hereditarias. [citado 2 de junio de 2020]. www.sen.es.

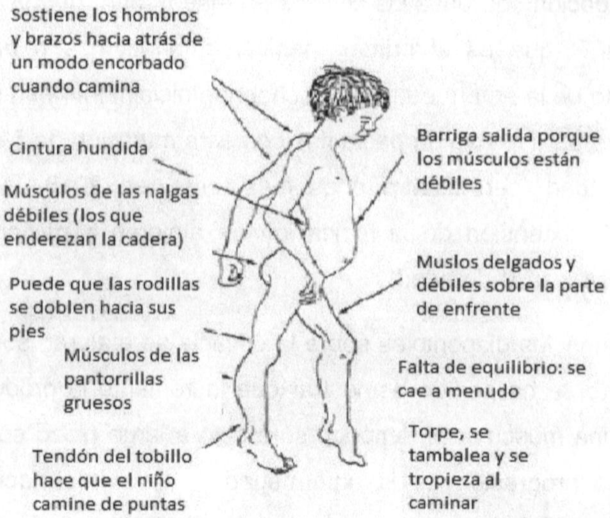

En la actualidad no se dispone de un tratamiento curativo por lo que se utilizan enfoques paliativos para las complicaciones asociadas como; deformidades de la columna, insuficiencia respiratoria y cardiaca, entre otras. Como fármacos se utilizan los corticoides para intentar mantener la fuerza muscular y retrasar la evolución, aunque estos no consiguen modificar la evolución fatal. [7]

Existe una variante de la enfermedad de Duchenne que afecta aproximadamente al 10-15 % del total, y se debe a una mutación sin-sentido en el gen de la distrofina (nmDMD) [8] que supuestamente podría ser restaurada por Atalurén - compuesto que se encuentra

[7] Burgunder JM, Schöls L, Baets J, Andersen P, Gasser T, Szolnoki Z, et al. EFNS guidelines for the molecular diagnosis of neurogenetic disorders: motoneuron, peripheral nerve and muscle disorders. Eur J Neurol. 2011;18(2):207-17.

[8] Pichavant C, Aartsma-Rus A, Clemens PR, Davies KE, Dickson G, Takeda S, et al. Current status of pharmaceutical and genetic therapeutic approaches to treat DMD. Mol Ther J Am Soc Gene Ther. mayo de 2011;19(5):830-40.

en investigación con ensayos clínicos en fase III para demostrar su eficacia -. Y que es el primer medicamento autorizado para el tratamiento de la enfermedad de Duchenne. Inicialmente el fármaco se autoriza para el uso en pacientes con esta mutación de 5 o más años de edad, pero cuatro años más tarde, en 2018, la EMA aprueba la extensión de la indicación de ataluren a pacientes a partir de los 2 años de edad. [9]

Las evidencias disponibles sobre la eficacia de ataluren son muy débiles. No se ha podido demostrar que incremente la producción de distrofina muscular ni tampoco su efecto a largo plazo sobre el curso y la progresión de la enfermedad. [10] Esta información se encuentra recogida en la ficha técnica del medicamento [11] y en el Informe Público Europeo de Evaluación (EPAR) de ataluren, [2] elaborados ambos por la EMA, donde se citan los ensayos clínicos que tratan de probar la eficacia y que son la base para la autorización de cualquier medicamento.

En el ensayo clínico en fase II [12] (controlado con placebo aleatorizado doble ciego), ya finalizado, se observó, tras 48

---

[9] chmp-post-authorisation-summary-positive-opinion-translarna-ii-37_en.pdf [citado 8 de junio de 2020]. Disponible en: https://www.ema.europa.eu/en/documents/smop/chmp-post-authorisation-summary-positive-opinion-translarna-ii-37_en.pdf

[10] Informe de Posicionamiento Terapéutico de ataluren.pdf. [citado 8 de junio de 2020]. Disponible en: https://www.aemps.gob.es/medicamentosUsoHumano/informesPublicos/docs/IPT-ataluren-Translarna-distrofia-muscular-Duchenne.pdf

[11] Ficha técnica de Traslarna. [citado 8 de junio de 2020]. Disponible en: https://cima.aemps.es/cima/pdfs/es/ft/113902003/FT_113902003.pdf

[12] PTC Therapeutics. A Phase 2B Efficacy and Safety Study of PTC124 in Subjects With Nonsense-Mutation-Mediated Duchenne and Becker Muscular Dystrophy. clinicaltrials.gov; 2020 mar Report No.: NCT00592553. [citado 4 de junio de 2020]. Disponible en: https://clinicaltrials.gov/ct2/show/NCT00592553

semanas, una leve mejoría en la capacidad de ejercicio testada mediante un test de marcha de 6 minutos, al comparar el grupo de dosis baja de ataluren (10 mg/kg por la mañana - 10 mg/kg por la tarde - 20 mg/kg por la noche) con el grupo placebo. Esta discreta mejoría no se observó con la dosis alta de ataluren (el doble de dosis en cada toma: 20 – 20 - 40), lo cual significa que no existe una respuesta dosis-dependiente. La valoración global de los resultados obtenidos para evaluar el rendimiento muscular plantea serias dudas sobre la significación clínica de algunos hallazgos. Respecto a la seguridad del fármaco, los efectos adversos presentados por los pacientes durante el ensayo no fueron relevantes pero, aún no hay datos que permitan descartar riesgo a largo plazo dada la corta duración de los experimentos realizados.[2,10]

A pesar de que la autorización de ataluren por la Agencia Europea del Medicamento fuera en su momento y permanezca en la actualidad en estado "condicionado" a los resultados definitivos que se esperan conocer este año 2020, las discrepancias entre los distintos organismos de salud de la UE, debido a la débil evidencia del fármaco, llevan a pensar que pudo haber una precipitación en cuanto a la decisión de autorizar este fármaco por parte de la EMA.

Por tratarse de un fármaco no comercializado en España, las solicitudes de uso han de tramitarse de manera individual bajo la modalidad de "uso en condiciones especiales" lo que implica cumplir una serie de requisitos parta prescribir y administrar el fármaco, los cuales vienen establecidos en el Real Decreto

1015/2009 de 19 de junio [13] por el que se regula la disponibilidad de medicamentos en situaciones especiales.

A día de hoy, y desde 2014, el uso de ataluren en España no se engloba en las solicitudes de "uso compasivo", puesto que si está autorizado en todos los países de la Unión Europea, entre ellos España, y por tanto, la situación difiere del "uso compasivo" que se da cuando un fármaco todavía está en investigación previa a su comercialización en cualquier territorio y en cuyo caso es la industria farmacéutica la que lo proporciona, de manera gratuita, a determinados pacientes seleccionados.

Tampoco se trata de una solicitud de uso en condiciones diferentes a las autorizadas en ficha técnica, ya que ataluren sólo está indicado para tratar la enfermedad de Duchenne, y es para esta indicación para la que se ha solicitado su uso en los casos que han suscitado debate. Por ello, la modalidad de uso actual de ataluren en nuestro país se trataría, en cualquier caso, de una solicitud de medicamento extranjero. Cuando estas solicitudes individuales de uso se tramitan, es el Servicio de Salud quien decide financiar este tratamiento extranjero a pesar de que el propio Sistema Nacional de Salud ha sometido a evaluación al fármaco y no lo ha considerado apto para su financiación.

A pesar de no haberse aun despejado todas las dudas sobre su eficacia, los casos suscitados que han llegado a los tribunales cuentan con una prescripción médica que solicita el inicio del tratamiento con ataluren. Por ello, cabe plantearse la siguiente cuestión: ¿Están sufriendo los médicos especialistas algún tipo de

[13] Real Decreto 10152009, de 19 de junio.pdf. Disponible en: https://www.boe.es/buscar/pdf/2009/BOE-A-2009-12002-consolidado.pdf

presión para prescribir ataluren a sus pacientes?, ¿están realmente convencidos los prescriptores de que tratar a los niños con un fármaco de eficacia débilmente probada les beneficia aun sin la fortaleza de unos ensayos clínicos que respalden su uso?

A pesar de la incertidumbre siempre presente en la práctica médica, en mayor o menor medida, el prescriptor debe buscar certezas y cerciorarse de que el tratamiento por el prescrito cuenta con una serie de garantías, entre ellas, la alta probabilidad demostrada en otros sujetos distintos al paciente de generar resultados positivos en los sujetos tratados. ¿Prescriben ataluren porque confían en su eficacia, ya que de lo contrario no debería haberse autorizado, o porque aun sabiendo que su evidencia es más que dudosa se trata de una enfermad incurable para la que no se dispone de otro tratamiento y además reciben mucha presión social y se trata de una situación de desamparo?

3. INFORME DE POSICIONAMIENTO TERAPÉUTICO Y COMITÉS DE BIOÉTICA ESPAÑOLES.

El Informe de Posicionamiento Terapéutico (IPT) es el documento que sirve de base al Ministerio de Sanidad, tal y como dictan los protocolos de actuación competentes, para establecer las condiciones de financiación de un fármaco por el Sistema Nacional de Salud, aunque no es vinculante para el Ministerio en la decisión de financiación, ni es obligatorio que exista IPT antes de la decisión. En este caso, el Ministerio de Sanidad se pronunció de manera firme excluyendo ataluren de la Cartera de Servicios Comunes de Prestación Farmacéutica, en base a todo lo argumentado en el IPT del fármaco [10] publicado en 2017 por la Agencia Española de Medicamentos y Productos Sanitarios (AEMPS).

Esta situación de no financiación no sólo ha ocurrido en España, ya que otros países de la Unión Europea han decidido no financiar el medicamento por falta de eficacia, como ocurre por ejemplo en Estados Unidos, donde la Agencia reguladora de medicamentos (FDA) ha rechazado la autorización de este medicamento por el mismo motivo. [14] A fecha de hoy, Traslarna® está comercializado en un total de 21 países de la UE como: Austria, Bélgica, Francia, Dinamarca y Holanda entre otros, lo que no significa, necesariamente, que en todos estos casos el fármaco se haya incluido en el sistema de financiación, como cabría esperar en España si en un futuro se comercializase, ya que los sistemas de sanidad y las políticas de financiación de medicamentos difieren de unos países a otros.

En Reino Unido, por ejemplo, el fármaco se usa desde 2016 siguiendo las condiciones de un "acuerdo de acceso administrado" de 5 años que se acordó con el Sistema Británico de Salud y el laboratorio comercializador del fármaco, con lo que se proporciona un acceso reembolsado a los pacientes enfermos candidatos a Traslarna® durante el tiempo establecido y a la espera de confirmar su eficacia para efectuar posibles cambios en este acuerdo de uso. [15]

---

[14] FDA Rejects New Drug Application for Translarna to Treat DMD | Duchenne Muscular Dystrophy | Jesse's Journey. Canada. Duchenne Muscular Dystrophy. Jesse's Journey. 2017 [citado 4 de junio de 2020]. Disponible en: https://www.jessesjourney.com/fda-rejects-new-drug-application-translarna-treat-dmd/

[15] NHS England » NHS England successfully negotiates access to new drug treatment for children with duchenne muscular dystrophy. [citado 8 de junio de 2020] Disponible en: https://www.england.nhs.uk/2016/07/drug-treatment/

Además de las citadas fuentes oficiales, como la AEMPS en la publicación del IPT por ejemplo, internet nos facilita mucha información sobre el controvertido fármaco. Noticias de origen variado que se hacen eco del debate generado por el mismo, centrado fundamentalmente en las negativas de tratamiento a algunos pacientes y en las continuaciones de los tratamientos ya instaurados en otros. Podemos encontrar multitud de noticias de alcance público; notas de presa, cartas de los padres, escritos de las asociaciones de pacientes presionando a la administración pública etc. Se han conocido, además, durante estos años, algunas resoluciones de Comités de Bioética Regionales, como el de Aragón, [4] y varias comunicaciones oficiales de las Comunidades Autónomas a través de sus Consejerías de Sanidad. En estos dos últimos casos se expone en detalle la situación que supone el estado actual de no financiación del fármaco y se argumentan, en repetidas ocasiones, los motivos de la misma.

En febrero de 2019 se publicó una de tantas resoluciones sobre el uso de ataluren para la enfermedad de Duchenne en España. En esta ocasión fue en Navarra, donde a través de una nota de prensa la Consejería de Salud [16] reafirmaba la decisión de la Comisión Central de Farmacia de Navarra de desestimar la solicitud como medicamento extranjero de ataluren para tratar a un niño con Duchenne tras varias peticiones por parte de la familia del menor. En ese momento, se planteó a los padres la posibilidad de incluir a su hijo en un ensayo clínico en fase de reclutamiento en España o, en caso de la negativa de los padres a esta opción, esperar a los

[16] Nota de presa 5 de febrero de 2019. [citado 8 de junio de 2020]. Disponible en: https://www.navarra.es/NR/rdonlyres/48F735B1-0023-48C3-899B-7ADA3CA41CD2/441274/Duchenne.pdf

resultados definitivos del ensayo clínico propuesto por la EMA para ataluren que concluirá según lo previsto en 2020.

La Comisión Central de Farmacia de Navarra, órgano de Salud competente para fijar el criterio técnico en el ámbito del medicamento, estableció en aquel entonces que el mencionado fármaco carecía de la necesaria evidencia científica frente a placebo, ya que, "de momento, no había demostrado ningún efecto sobre el curso y la progresión de la enfermedad", según señala literalmente el Informe de Posicionamiento Terapéutico de la Agencia Española del Medicamento. Por último, se reiteró en esta resolución que la denegación del tratamiento no se debe a una motivación económica sino a una falta de evidencia en su eficacia.

4. LAS ASOCIACIONES DE PACIENTES

Los pacientes que conviven con la Enfermedad de Duchenne, o con otra enfermedad rara, se enfrentan constantemente a múltiples dificultades como son: el desconocimiento del diagnóstico y/o tratamiento, la dificultad de acceso a la información oficial y los medios económicos necesarios para sustentar los cuidados que requieren estos pacientes. Todo ello hace necesario la búsqueda de soluciones que proporcionen equidad y la plena integración social, sanitaria, educativa y laboral de estas personas.

Desde la Asociación Duchenne Parent Project España, [17] una asociación sin ánimo de lucro fundada por padres de niños con enfermedad de Duchenne, se trata de recoger fondos para ayudar a los pacientes y, además, difundir los avances en las investigaciones en curso con fármacos "prometedores" como ataluren. [17] Dado que ataluren es el único tratamiento disponible para tratar la enfermedad de Duchenne los padres de los niños afectados se aferran con fuerza a los escasos resultados firmes sobre su eficacia.

Otras asociaciones españolas como la Asociación de Enfermedades Neuromusculares de Castilla La Mancha, en colaboración con la Federación Española de Enfermedades Neuromusculares, publicaron en enero de 2019 un documento [18] sobre el protocolo de actuación para los familiares en caso de denegación del acceso a ataluren. En este documento se expone que el fármaco debe solicitarse como uso compasivo porque "no tiene autorizado todavía el precio y la financiación por la Dirección de Cartera Básica de Servicios y Farmacia del Ministerio de Sanidad" – la financiación ya fue denegada por el SNS años antes -, y se acompaña de un modelo de reclamación a rellenar por las familias, primero a la Dirección Médica del Hospital y, en segunda instancia a la Consejería de Sanidad, con comunicación si el caso es denegado a las Asociaciones de Pacientes y al Defensor del Pueblo.

Las asociaciones formadas por los padres o familiares, implicados de manera evidente en el asunto y con una gran carga emocional pueden carecer de la formación científica necesaria para evaluar los resultados de los ensayos clínicos. De modo que: ¿Cómo disciernen ellos entre la información válida y la que no lo es? ¿Quién aporta objetividad y capacidad de evaluación de los

---

[17] Duchenne Parent Project España. [citado 6 de junio de 2020]. Disponible en: https://www.duchenne-spain.org/

[18] PROTOCOLO-ATALUREN.pdf. Disponible en: http://www.asemgalicia.com/wp-content/uploads/PROTOCOLO-ATALUREN.pdf

estudios científicos sobre el fármaco? Si la información que tienen los padres sobre los supuestos beneficios del fármaco es la que les proporciona la industria, ¿cabría la posibilidad de que no fuera una información del todo objetiva? Siguiendo con esto, ¿sería ético alimentar las esperanzas de unos familiares desesperados por la ausencia de una cura para la enfermedad de sus hijos o familiares con afirmaciones sobre una eficacia que no han sido aún demostrada? ¿Defienden los padres y sus asociaciones la eficacia de ataluren con la esperanza de que sea un tratamiento curativo o porque realmente lo es? Porque, por otra parte, si no fuera un medicamento eficaz, ¿qué sentido tendría que la EMA lo hubiera autorizado? ¿Por qué se llega a autorizar el fármaco si no está probada su eficacia? ¿Qué otros intereses pueden haber detrás de una autorización que se mantiene en tela de juicio años después de haberse confirmado? Si se mantiene condicionada, ¿no habría sido más correcto esperar a tener ensayos sólidos que confirmen resultados positivos sobre el curso de la enfermedad para autorizar el fármaco?

En primer lugar, los padres de los niños enfermos no tienen por qué tener ni la formación sanitaria ni las herramientas necesarias para discernir entre unos resultados de ensayos clínicos beneficiosos o no. Es más, de tener tales herramientas, conocimientos básicos de estadística o formación sanitaria, ni siquiera se les podría exigir objetividad para distinguir entre las informaciones veraces sobre la eficacia del fármaco y las que no lo son. Es entendible, desde un punto de vista humano, que confíen en lo que, ante sus ojos, se les ofrece como la única esperanza, una mejora en la precaria calidad de vida que tienen o tendrán sus hijos en apenas unos pocos años. Asumida su falta de comprensión en una materia tan especializada como la farmacología y su evidente implicación emocional en el asunto, también merece una reflexión el papel de la industria farmacéutica. Esta sí que es conocedora de primera mano de los resultados poco concluyentes que ha demostrado ataluren en los estudios realizados hasta la fecha y, sin embargo, podría estar aprovechando esta situación de vulnerabilidad para convencer a padres y asociaciones de familiares de los supuestos beneficios del fármaco.

En abril de 2016 en la web de Duchenne Parent Project España se publicó una entrada bajo el siguiente titular: *"El Instituto NICE recomienda el uso de ataluren para el tratamiento de la distrofia muscular de Duchenne causada por una mutación sin sentido."* El aquí nombrado NICE: "National Institute for Health and Care Excellence" es un órgano público no departamental del Reino Unido que se encarga de orientar y promover salud, prevención y tratamiento de enfermedades mediante la elaboración de guías y estándares de calidad en asuntos sociales. [19] Apenas unas líneas más abajo: *"El medicamento se considera un cambio radical en el manejo de esta enfermedad que causa una pérdida de masa muscular progresiva y suele causar la muerte antes de los 30 años de edad."* Es un claro ejemplo de como las asociaciones publican noticias alentadoras sobre supuestas recomendaciones de uso con términos como "*cambio radical*", lo cual no aparece en ninguno de los informes publicados tras los ensayos clínicos de las investigaciones pasadas o en curso sobre los efectos del fármaco. Es cierto que desde el NICE se aprobó el uso y el consecuente acuerdo de financiación por el Sistema Sanitario Inglés, pero la

[19] NICE | The National Institute for Health and Care Excellence. [citado 8 de junio de 2020]. Disponible en: https://www.nice.org.uk/

recomendación de uso quedó limitada a una duración de cinco años a la espera de que los datos sobre la eficacia del fármaco fueran más sólidos y se despejen las abundantes incertidumbres. "*De este modo, si los datos muestran que el medicamento es menos efectivo a largo plazo y no proporcionan beneficios destacables, el Sistema de Sanidad de Reino Unido no se comprometerá a financiar el medicamento a largo plazo*" es lo que especifica la resolución del NICE de 2016 al respecto. [19]

No olvidemos, además, que se trata de un medicamento de un elevado coste que serviría en el mejor de los casos para tratar a muy pocos pacientes, dada la baja presencia de la enfermedad. Es precisamente por el aspecto económico por el que alegan los padres y defensores del ataluren que se les niega la financiación y por tanto su uso. Creen que el Estado no se hace responsable de financiar un tratamiento eficaz para sus hijos porque este tiene un coste demasiado elevado. ¿Existiría este debate si el fármaco en lugar de ser tan costoso tuviera un precio menor? En este escenario, en el que los padres están convencidos de que nuestro sistema público de salud no quiere financiar la única salvación para sus hijos, dejándolos a ellos y a sus familias abandonados, se entiende la actitud reivindicativa que tienen las asociaciones de Duchenne y la presión social tanto al Estado como a los médicos especialistas que se ocupan de tratar a sus hijos.

Otro ejemplo más de esta presión social se muestra en la carta enviada por el Defensor del Pueblo de Navarra a la Consejería de Salud en febrero de 2019 [20] tras conocer la resolución de la

[20] Resolución del Defensor del Pueblo de Navarra (Q19/53). [citado 11 de junio de 2020]. Disponible en: http://www.defensornavarra.com/index.php/es/Resoluciones/2013-2019/2019/

Comisión Central de Farmacia Navarra de denegar el uso del fármaco en un paciente. En esta carta se citan entre otros el artículo 24 de la Convención de los Derechos del Niño, aprobada por la Organización de las Naciones Unidas, en donde se establece el deber de los poderes públicos de reconocer el derecho del niño al más alto nivel posible de salud y a la obligación de estos poderes públicos de prestar la asistencia médica y la atención sanitaria que fuesen necesarias para combatir la enfermedad con los medios disponibles y los artículos 43 y 49 de la Constitución, que reconocen el derecho a la protección de la salud y compelen a los poderes públicos a organizar y tutelar la salud pública a través de medidas preventivas y de las prestaciones y servicios necesarios, así como otras leyes forales de Navarra para pedir la aprobación de uso del fármaco en un niño enfermo.

5. GESTIÓN SANITARIA Y FARMACOECONOMÍA: IMPLICACIONES DE LA FINANCIACIÓN PÚBLICA EN LA DISPONIBILIDAD DE MEDICAMENTOS

Desde la entrada en vigor del real Decreto Ley 16/2012 de 20 de abril [21] de medidas urgentes para garantizar la sostenibilidad del Sistema Nacional de Salud y mejorar la calidad y seguridad de sus prestaciones se han puesto en práctica nuevas realidades en la financiación de medicamentos que pueden afectar a la disponibilidad de los mismos para pacientes concretos del sistema público de salud.

Resolucion-del-Defensor-del-Pueblo-de-Navarra-Q19-53

[21] BOE.es - Documento consolidado BOE-A-2012-5403. [citado 11 de junio de 2020]. Disponible en: https://www.boe.es/buscar/act.php?id=BOE-A-2012-5403

La autorización de medicamentos se produce o ratifica por la AEMPS, en el caso de ataluren por la EMA, y una vez que la agencia da su autorización al uso de este medicamento en el Estado Español, el fármaco puede utilizarse en todo el territorio nacional, sin embargo para su utilización en el sistema público es necesario otro trámite administrativo distinto, es decir, hay que obtener las condiciones de financiación: si está o no financiado, el precio y el lugar de dispensación.

Si bien la autorización de uso no es condicionante de la decisión de financiación por un Estado como ocurre en el caso de ataluren en España, tradicionalmente se han asociado ambos conceptos, dado lo inusual de que un fármaco recientemente introducido en el mercado para una enfermedad grave, y de alto coste, no fuera también financiado con fondos de la Sanidad pública, más aun tratándose de un fármaco de uso hospitalario donde por las características del paciente, por su patología generalmente grave, se permitía el uso de los medicamentos necesarios.

Las características de la prestación farmacéutica vienen recogidas en la Cartera de servicios comunes [22] e incluyen las condiciones de financiación para los medicamentos que hayan sido previamente autorizados por la AEMPS o la EMA mediantes los procedimientos comunitarios pertinentes respecto a medicamentos de uso humano.

La citada cartera de servicios del sistema nacional de salud en cuestiones de prestación farmacéutica se rige por el Real Decreto

[22] Ministerio de Sanidad, Consumo y Bienestar Social - Profesionales - CS-PF-PrestacionFarmaceutica. [citado 18 de junio de 2020]. Disponible en: https://www.mscbs.gob.es/profesionales/prestacionesSanitarias/CarteraDeServicios/ContenidoCS/5PrestacionFarmaceutica/PF-PrestacionFarmaceutica.htm

Legislativo 1/2015 de 24 de julio [23], el cual en sus antecedentes indica que el RDL 16/2012 introduce una modificación estructural al sistema de fijación de precios de los medicamentos, mediante un esquema de medicamentos seleccionados introduciendo una tendencia a la financiación selectiva según criterios como el coste-efectividad y la valoración del impuesto presupuestario, entre otros elementos cualitativos que han ido modulando la cartera de medicamentos financiados.

Criterios relevantes para financiación y reembolso por el SNS de los Medicamentos huérfanos		
Clínicos	Económicos	Sociales
Gravedad de la enfermedad	Coste-efectividad	Equidad de acceso
Alternativas disponibles	Coste oportunidad	Solidaridad
Modificación del curso de la enfermedad	Impacto social	Justicia distributiva
Evidencia clínica en eficacia	Complejidad de la fabricación	Desprotección finaciera
Perfil de seguridad	Sostenibilidad del sistema	Política socioeconómica
	Contribución al PIB	Consideraciones legales

[23] BOE.es - Documento BOE-A-2015-8343. [citado 18 de junio de 2020]. Disponible en: https://www.boe.es/buscar/doc.php?id=BOE-A-2015-8343

Tabla 1: Criterios para la financiación pública de medicamentos huérfanos. [24]

Además de la necesaria evaluación en función del coste-efectividad, para la distribución de los recursos, la complejidad radica en el carácter finito de éstos, lo que obliga a establecer prioridades. Así, al ponerlos a disposición de una determinada enfermedad o grupo de pacientes, se sustraen recursos para otros enfermos y otras enfermedades. Esto se denomina *coste de oportunidad* [25], que hace referencia al coste de las posibilidades de financiación que se han dejado de atender por haber distribuido los recursos de forma prioritaria hacia otras demandas o necesidades. También incluye el concepto de eficiencia de Pareto, según el cual el bien resultante de la asignación de recursos a un fin específico debe ser mayor que el mal que se produce en las áreas o sujetos donde se han dejado de asignar. Expresado de otro modo: la medida de la eficiencia en la distribución de recursos sanitarios implica valorar el coste de oportunidad de esa decisión y, por ende, comparar el coste de las diferentes oportunidades que se presentan como opciones y compiten entre sí para disponer de esos recursos.

Desde una perspectiva filosófica, el concepto de eficiencia se fundamenta en el denominado utilitarismo que promueve, como argumento moral en la toma de decisiones de distribución de recursos, la consecución del mayor beneficio para el mayor número de personas. [25] Esto plantea una contradicción, al intentar que se cumplan dos condiciones que se oponen entre sí; por un lado, que

---

[24] Zozaya N, Villoro R y Hidalgo. Enfermedades raras. Evaluación económica y financiación de los medicamentos huérfanos. Disponible en: http://newsrare.es/wp-content/uploads/2019/09/newsRARE-n%C2%BA4-web.pdf

[25] Jovell AJ. Ética de las decisiones sanitarias. Med Clínica. 2005;124(15):580-2.

se cumpla el liberal igualitarismo en la distribución de los recursos sanitarios que emana de la Ley General de Sanidad de 1986, y del otro el utilitarismo que da razón de ser al análisis coste-efectividad en que se basan algunas decisiones sanitarias.

Una de las medidas para evitar complejas situaciones y dilemas éticos, así como presiones totalmente innecesarias a los profesionales de la salud es seguir los criterios de eficiencia en la financiación pública de nuevos medicamentos.

Este punto parece haberse abordado correctamente en nuestro país para el caso concreto del ataluren, en cuanto a que se trata de un fármaco para el que no se han demostrado efectos beneficiosos en la progresión de la enfermedad, por lo que no supone, al menos en lo demostrado hasta ahora, una ventaja respecto al uso de corticoides y otros fármacos de apoyo ya financiados. Sin embargo, el matiz que lo diferencia de otros casos es que ataluren es el único fármaco que se ha aprobado como tratamiento específico para esta enfermedad, aunque con baja evidencia sobre eficacia, por lo que, en base a esto, se está apostando y debatiendo extensamente sobre su inclusión en la financiación española.

6. SISTEMA EUROPEO DE REGULACIÓN DE MEDICAMENTOS: DIFICULTADES DE LA LEGISLACIÓN ACTUAL

El sistema europeo de regulación de medicamentos funciona como una red en la que participan la Comisión Europea, las autoridades reguladoras de medicamentos de los distintos Estados miembros de la UE, la Agencia Europea de Medicamentos (EMA) y el Espacio Económico Europeo (EEE). El objetivo es garantizar que los pacientes de la UE tengan acceso a medicamentos de calidad, eficaces y seguros. Por esto, no solo se evalúan los fármacos nuevos que van a ser autorizados para conceder dicho permiso sino que también se realizan revisiones sobre farmacovigilancia, seguridad y renovaciones de las autorizaciones ya concedidas. [26]

La EMA se encarga de la evaluación científica fundamentalmente de medicamentos innovadores y de alta tecnología desarrollados por empresas farmacéuticas para su uso en la UE. Está compuesta por expertos científicos que elaboran informes sobre los fármacos para los que se solicita autorización, y los envían a la Comisión Europea, la cual, basándose en el informe de la EMA, concede, deniega, modifica o suspende la autorización de comercialización de un determinado principio activo.

El sistema europeo presenta diferentes vías para la autorización de un fármaco. El procedimiento centralizado permite comercializar un medicamento basándose en una única evaluación europea y si se concede dicha autorización de comercialización, esta será válida en toda la UE. Este es el procedimiento que se realiza para los medicamentos innovadores, incluidos los indicados para enfermedades raras. [26] Por tanto, este es el proceso que ha seguido ataluren; una única solicitud de autorización a la EMA, que lo evalúa y autoriza de manera condicionada, permiso que se hace automáticamente extensible a todos los países de la UE.

---

[26] The European regulatory system for medicines. [citado 8 de junio de 2020] Disponible en: https://www.ema.europa.eu/en/documents/leaflet/european-regulatory-system-medicines-european-medicines-agency-consistent-approach-medicines_en.pdf

27 Abad Sazatornil R. Los medicamentos huérfanos, un reto para el sistema sanitario público. Discurso de recepción académica en Academia de Farmacia "Reino de Aragon". Zaragoza 2019, 28.

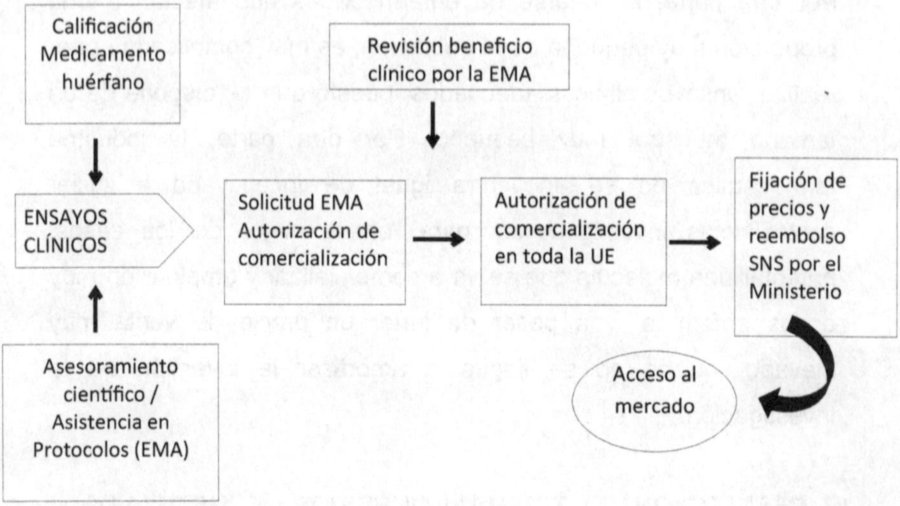

Figura 1: Procedimiento de comercialización de medicamentos en la Unión Europea [27]

Sin embargo, una vez que se ha concedido la autorización de comercialización, las decisiones referentes al precio y el reembolso del mismo se toman en los Estados miembros, teniendo en cuenta la función y el uso potencial del medicamento en el contexto del sistema sanitario nacional del país en cuestión.

Por todo lo expuesto, queda latente la dificultad existente en la legislación de medicamentos, teniendo en cuenta que las decisiones de la EMA son aplicables a todos los países miembros.

27

Además, en la Enfermedad de Duchenne, como ocurre en todas las enfermedades raras, existen una serie de dificultades añadidas que frenan o ralentizan mucho la investigación sobre nuevos fármacos; Por una parte, al tratarse de enfermedades que afectan a una proporción muy pequeña de la población, es muy complicado poder realizar ensayos clínicos adecuados, puesto que se dispone de un tamaño muestral muy pequeño. Por otra parte, la industria farmacéutica no se encuentra igual de incentivada a iniciar costosísimas investigaciones para, en el mejor de los casos, patentar una molécula que se va a comercializar y emplear en muy pocos enfermos, y a pesar de tener un precio de venta muy elevado, quizás no se llegue a amortizar la inversión de la investigación.

7. RESOLUCIÓN DEL TRIBUNAL SUPERIOR DE JUSTICIA DE MURCIA SOBRE SOLICITUD DE ATALUREN

La sentencia puesta por el Tribunal Superior de Justicia de Murcia con fecha 19 de julio de 2019 sobre el acceso de un paciente al tratamiento con ataluren es sólo uno de los ejemplos que muestran como un asunto sanitario se ve judicializado, fruto del malestar y desacuerdo generado entre las Administraciones Públicas de las distintas autonomías, la EMA y los pacientes.

En el caso ocurrido en Murcia se evalúa si se han vulnerado derechos fundamentales del hijo del demandante (padre del niño enfermo) como denuncia este en base a la resolución de la Dirección General de Planificación, Investigación, Farmacia y atención al ciudadano con fecha 31/07/2018.

La parte demandante pretende la financiación por parte del SMS del tratamiento denegado por la Comisión Regional de Farmacia (no comercializado ni financiado por el SNS) y el inicio del mismo en su hijo enfermo, tal y como indica que debe hacerse el Servicio de Neuropediatría del hospital de referencia.

Los derechos fundamentales supuestamente vulnerados por esta decisión son: la vida y la integridad física y la igualdad ante la Ley, que se recogen en los artículos 15 y 14 de la Constitución. Se alega y argumenta lo siguiente:

- Respecto al Art. 15, derecho a la vida, se niega el uso compasivo o alternativo de ataluren previsto por el art. 13 del RD 1015/09 [13] sobre la materia. Entra en juego aquí el interés superior del menor, al igual que cuando se prescribe un fármaco *off label* sin que los médicos prescriptores necesiten autorización, como lo recoge la Ley Orgánica 1/1996 de Protección Jurídica del Menor en su redacción de 2015, [28]

- Que configura como un derecho fundamental "la protección del derecho a la vida, la supervivencia y desarrollo del menor y la satisfacción de sus necesidades, tanto materiales, físicas y educativas como emocionales y afectivas".

- El Tribunal Constitucional establece que el derecho a que no se dañe o perjudique la salud personal queda comprendido en el derecho a la integridad personal, con posible vulneración del art. 15 de la Constitución española (CE).

[28] BOE.es - Documento consolidado BOE-A-1996-1069. [citado 18 de junio de 2020]. Disponible en: https://www.boe.es/buscar/act.php?id=BOE-A-1996-1069

- Deben tenerse igualmente en cuenta la eficacia y la equidad en el acceso a los servicios de salud, como fines sociales deseables, y el interés general de preservar el derecho a la salud recogido en el art. 43 de la propia CE, que tiene proyección individual.
- Respecto al art. 14 que también considera la demanda que se ha vulnerado: Se trata del derecho a obtener un igual trato evitando así la discriminación. Debe aplicarse en relación con la finalidad y efectos de la medida considerada, con presencia de una razonable relación de proporcionalidad entre los medios empleados y la finalidad perseguida.

- La AEMPS informa que en nuestra Región se ha prescrito este mismo fármaco a tres menores, de modo que, la demanda considera probado que la única razón por la que se le deniega la financiación para el tratamiento de su hijo es por motivos económicos, "única razón inmotivada que se da por la Administración".

La Administración (parte demandada) se defiende argumentando que se trata de un fármaco no comercializado en España ni financiado por el SNS, excluido por tanto de la Cartera de Servicios. Considera que el único tratamiento que ha demostrado sólidamente mejorar la progresión de la enfermedad son los corticoides y que por el contrario el ataluren no tiene suficiente evidencia científica demostrada. Así lo comunica el órgano competente a nivel nacional en materia de financiación de medicamentos a través del Informe de Posicionamiento Terapéutico publicado en 2017 [10], donde se motivan detalladamente las causas que impiden considerar en la actualidad al ataluren como un fármaco eficaz para la progresión de la distrofia muscular de Duchenne.

Responde la Administración que no se han vulnerado tales derechos fundamentales que alega la demanda: ni el de la vida porque no queda probado que el tratamiento con este fármaco pueda producir una mejoría en el curso de la enfermedad que sufre el menor ni en sus condiciones de vida, ni tampoco el de la igualdad ante la Ley, en comparación con el caso de otro niño que está siendo tratado en la Región Murcia, puesto que la autorización del uso ha de ser individualizada, previa evaluación de la Comisión responsable.

En el análisis técnico de fecha 16/11/2018 se explica la situación de un caso anterior en el que sí que fue autorizado y financiado este mismo fármaco para otro niño anterior a la resolución de no financiación del SNS.

Argumentos de la Sala que resuelve:

1. Se considera inmotivado el dictamen emitido por la Comisión Regional de Farmacia y Terapéutica puesto que no se acredita acta alguna, ni el contenido de debate o resultado de la votación, aunque se hable de unanimidad, no respetándose criterio reiteradamente manifestado por el Servicio de Neuropediatría.
2. Ninguna justificación técnica avala la denegación basada en que el único tratamiento adecuado son los corticoides.

Es muy dudoso que los actos impugnados vulneren el derecho a la vida considerado en sentido estricto (no todo supuesto de riesgo o daño para la salud implica una vulneración del derecho fundamental, sino tan solo aquel que genere un peligro grave y cierto para la misma según doctrina del TC) y tampoco que la omisión del tratamiento con ataluren afecte directamente a la integridad física del menor o vulnere su derecho a la protección de su salud.

Sin embargo, el Tribunal considera claro que la falta de suministro del referido tratamiento vulnera el derecho a la igualdad recogido en el art. 14 de la CE. En ningún momento se ha tenido en cuenta el interés superior del menor, produciéndose una vulneración de un derecho, aun no fundamental, cuando por criterios meramente económicos y de manera inmotivada se rechaza la solicitud del uso compasivo (art. 17 RD 1015/09) sin considerar estos parámetros clínicos y los principios bioéticos que avalan el interés superior del menor.

Realmente, aunque la demanda y el Tribunal se centre en que la razón inmotivada de la no tramitación del fármaco es por motivo económico, en varias ocasiones, la Administración explica que no se ha demostrado la eficacia del fármaco y es por ello, en consonancia con lo que dice el IPT, por lo que se decide no financiar.

En cualquier caso, es la comisión interministerial de precios la que decidió no financiar el fármaco para todo el SNS, ya que las Comunidades Autónomas no tienen competencia en financiación. Sin embargo, ante situaciones dramáticas, en ocasiones se toman decisiones para casos concretos, asumiendo de esta forma competencias que no le corresponden. Estas decisiones pueden dar lugar a inequidades en el territorio nacional y a interpretar como diferente el acceso a medicamentos entre territorios.

Se compara en la sentencia el asunto con el uso de fármacos fuera de ficha técnica, apelando el demandante y otorgándole razón el Tribunal que para esto sólo es precisa la prescripción médica, cuando esto no es así, pues los trámites para medicamentos en situaciones especiales, bien sea uso compasivo o fuera de ficha técnica están perfectamente regulados y no solo concierne al médico prescriptor para ser autorizados.

En cuanto al uso compasivo: "El procedimiento es absolutamente garantista requiriendo para su autorización el consentimiento informado de un paciente, la solicitud de un médico especialista, el visto bueno de las direcciones asistenciales de los centros dependientes de las comunidades autónomas, la conformidad del promotor o compañía farmacéutica, y, finalmente, la autorización por parte de la Agencia Española de Medicamentos y Productos Sanitarios". Por su parte, para el uso de un fármaco fuera de ficha técnica es necesaria no sólo la prescripción médica que refleje los estudios que avalan el uso del fármaco en condiciones diferentes a las autorizadas que también precisa la autorización de una comisión regional desde el RDL 16/2012. [21]

8. EQUIDAD Y JUSTICIA EN SALUD

El acceso a tratamientos para determinadas enfermedades, cuando coexisten incongruencias administrativas y legales como las que se dan en el caso que nos ocupa, está estrechamente relacionado con algunos de los principios fundamentales de la bioética; el principio de equidad y el principio de justicia.

Lograr la equidad en salud es un desafío ético a nivel mundial. Muy relacionado con este concepto se encuentra el principio de justicia. Otros principios como autonomía, beneficencia y no maleficencia son de aplicación obligada en este asunto para resolver un complejo debate en el que se ve afectada la sensibilidad de muchas personas.

La equidad constituye una de las principales preocupaciones en un sistema de salud público descentralizado. El artículo 91 del RD legislativo 1/2015 [23] que habla de igualdad territorial y coordinación, en su punto 5 indica que "Las medidas tendentes a racionalizar la prescripción y utilización de medicamentos y productos sanitarios que puedan adoptar las comunidades autónomas no producirán diferencias en las condiciones de acceso a los medicamentos y productos sanitarios financiados por el Sistema Nacional de Salud, catálogo y precios. Dichas medidas de racionalización serán homogéneas para la totalidad del territorio español y no producirán distorsiones en el mercado único de medicamentos y productos sanitarios" por lo tanto, el acceso a ataluren no debería, en base a esta norma, regularse de manera autonómica, pues se establecen así, como ha ocurrido previo a su no financiación, diferencias entre los pacientes de los distintos territorios del país.

También en el proyecto de Real Decreto de financiación y fijación de precios [29] en su artículo 2.4 establece que: " las condiciones de financiación establecidas para los medicamentos y productos sanitarios incluidos en la prestación farmacéutica del Sistema Nacional de Salud serán de aplicación en la misma fecha en todo el territorio nacional, no pudiendo establecerse ningún tipo de

---

[29] Rdfinanciacionmedicamentos.pdf. [citado 18 de junio de 2020]. Disponible en: https://www.mscbs.gob.es/normativa/docs/Rdfinanciacionmedicamentos.pdf

diferencias entre comunidades autónomas y demás entidades gestoras de la asistencia sanitaria de carácter público".

El análisis de la equidad en salud es complejo. Se entiende que debe consistir en el reparto o acceso equitativo de los servicios de salud a toda la población, sin embargo, siendo esta muy diversa en sus características y en su distribución, no puede confundirse equidad con el concepto de igualdad, ya que aplicar la igualdad sería injusto pues no tiene en cuenta las diferencias entre los individuos y grupos [30] *"La equidad en salud tiene muchos aspectos y lo mejor es verla como un concepto multidimensional."* [31]

La equidad incluye la justicia de los procesos y, por lo tanto, debe prestar atención a la ausencia de discriminación en la prestación de la asistencia sanitaria.

Un caso concreto en cuanto a asistencia médica, sería por ejemplo pensar que un reparto equitativo dotaría con el mismo número de especialistas por número de habitantes a todas las provincias de España, sin embargo, no existen las mismas necesidades de atención médica especializada en todas las zonas geográficas de nuestro país, ya que también hay que tener en cuenta que hay poblaciones con mayor número de personas ancianas que otras o con mayor cantidad de población de riesgo, que son potencialmente susceptibles de atención médica en mayor medida que una población joven. Por tanto, aquí una distribución justa no es la igualitaria sino la equitativa que tiene en cuenta las

[30] Bermejo JC, Villacieros Durban M. Humanización y acción. Rev Iberoam Bioét. 22 de octubre de 2018;(8):01-16.

[31] López Pardo CM. Conceptualización y valoración de la equidad en salud. Rev Cuba Salud Pública. 33(3). [citado 10 de junio de 2020]. Disponible en: http://www.scielosp.org/scielo.php?script=sci_arttext&pid=S0864-34662007000300005&lng=es&nrm=iso&tlng=es

diferentes condiciones de las personas que van a recibir los recursos, los cuales deben distribuirse de forma justa.

No hay duda de que estamos ante un dilema que afecta a uno de los principios de la bioética personalista, el de sociabilidad y subsidiariedad, el beneficio del paciente individual que repercute en la sociedad y el apoyo de ésta en su conjunto (como colectivo) a la individualidad. La sociabilidad se consigue mediante regulaciones y políticas que permitan financiar las prestaciones farmacéuticas más eficientes, de modo que, los recursos limitados de los que disponemos lleguen a todos por igual y en caso de desigualdad a aquellos que más lo necesiten.

Se plantea el dilema; ¿Buscar el beneficio de una mayoría puede llegar a perjudicar al individuo? ¿Se beneficiaría al individuo financiando un fármaco que no ha demostrado eficacia? ¿Se tendrá que instaurar una nueva figura en la disponibilidad de medicamentos en situaciones especiales? ¿O debería ser una solución que se aporte desde otra administración, como la de servicios sociales? La tendencia actual en moléculas de reciente autorización y donde también hay incertidumbre en su eficacia, es llegar a acuerdos de riesgo compartido en la financiación del fármaco que pueden ser menos dramáticos para los pacientes que no tienen alternativas farmacológicas en el tratamiento de su enfermedad. Por ejemplo: Dupixent® que sólo está financiado para determinados pacientes con dermatitis atópica grave que no sean candidatos a tratamiento sistémico. [3]

9. PRUDENCIA TERAPÉUTICA Y COMUNICACIÓN MÉDICO-PACIENTE

Existe una clara variabilidad en la gestión de las decisiones terapéuticas, lo que atiende a dos razones fundamentalmente: por un lado, la fisiopatología del paciente que afecta directamente a la decisión intervencionista/terapéutica y que distingue a cada individuo y, por otra parte, el ámbito personal del paciente, es decir, la actitud del sujeto cuando el médico le comunica el manejo de la patología que bajo su juicio clínico es considerada como la mejor opción. [32]

En medicina es frecuente convivir con la incertidumbre ya que, aun cuando hay experiencia de uso y/o resultados firmes en ensayos clínicos, es difícil conocer cuál será la respuesta individual de cada paciente a un determinado tratamiento, por lo que, más difícil aun es abordar esta cuestión de la incertidumbre en el tratamiento cuando no pesa una sólida evidencia sobre la eficacia o el número de estudios y población estudiada con un fármaco durante la fase de ensayo clínico es escasa e insuficiente. [32]

Respecto a la variabilidad fisiopatológica que puede conducir a incertidumbre en el diagnóstico es evidente que no todos los individuos afectados de una dolencia o malestar cursan con la misma sintomatología ni responden de forma homogénea a los tratamientos y esfuerzos terapéuticos empleados. Esto se hace más obvio, si cabe, en el contexto de una enfermedad poco frecuente, genética y neurodegenerativa que además afecta a niños; con la

---

[32] Smith AK, White DB, Arnold RM. Uncertainty--the other side of prognosis. N Engl J Med. 27 de junio de 2013;368(26):2448-50.

dificultad añadida de estos sujetos para explicar los síntomas. Respecto a la variabilidad personal, es decir, la actitud que adoptan los familiares del menor en este caso, en ocasiones de exigencia respecto al médico o autoridades sanitarias, podría llegar a condicionar las decisiones terapéuticas sin enmarcarse estrictamente en el derecho a la autonomía del paciente, ya que lejos del antiguo modelo paternalista, queda claro que el derecho a la información sanitaria y, en concreto, el derecho del enfermo a recibir información sobre su enfermedad y alternativas de tratamiento, se expresa en la Ley General de Sanidad y en la Ley 41/2002, de 14 de noviembre, básica reguladora de la autonomía del paciente y de derechos y obligaciones en materia de información y documentación clínica.[33]

Es fina la línea que separa la presión social ejercida por algunos grupos de pacientes - conducta cada vez más extendida que dificulta el ejercicio de la profesión médica - con el lícito ejercicio del principio de autonomía en el que el paciente es parte implicada en la decisión terapéutica. Es fundamental respetar la ética de la prudencia en la actitud médica ante casos de dudosa resolución o mejoría vía farmacológica. Cuando el médico y los profesionales de los diferentes órganos administrativos encargados de evaluar las solicitudes de fármacos con escasa evidencia clínica emplean la prudencia, se produce un equilibrio entre el paciente (sujeto vulnerable) y su mundo afectivo y la seriedad que merece el acto médico/sanitario, que se favorece mediante una entrevista con tacto pero con sinceridad al paciente/familiar del paciente.

---

[33] BOE.es - Documento consolidado BOE-A-2002-22188. [citado 18 de junio de 2020]. Disponible en: https://www.boe.es/buscar/act.php?id=BOE-A-2002-22188

“Poner el acento en la virtud de la prudencia es situarse en un modelo de filosofía moral que se conoce como ética de la virtud, que se distingue profundamente de las propuestas utilitaristas y deontológicas, más presentes en el panorama actual” [34] Pellegrino y Thomasma dedican varios de sus escritos a las virtudes en la práctica clínica [35], de entre las cuales la prudencia se presenta como clave fundamental, pues es la única que consideran “virtud indispensable para la medicina”. Entre los ejemplos que citan al respecto está la honestidad a la hora de informar al paciente sobre su estado y las posibilidades terapéuticas.

Según estos pensadores, un médico con experiencia sabe el tipo de información que debe de dar al paciente para que siga las indicaciones más adecuadas a juicio del profesional. Sin embargo, ¿no choca esto, en cierto modo, con el principio de autonomía? Ocultar parte de la información para condicionar la actitud del paciente haciendo gala de la psicología médica en el trato con el paciente, ¿no es también elegir por él? ¿Tiene derecho el paciente a saberlo todo, en detalle y con tecnicismos? ¿Cómo que los ensayos clínicos realizados sobre ataluren hasta el momento no ofrecen resultados estadísticamente significativos en cuanto al grupo control? ¿El paciente logra entender esto, tiene formación suficiente para evaluar lo que esto significa?

Esta sería una actitud del todo clara y sincera por parte del médico que expone la verdad sobre un hecho, en nuestro caso que no hay cura ni mejora posible para la Enfermedad de Duchenne,

---

[34] Rodríguez Luño A, Bellocq Montano AJ. Ética general - Ediciones Universidad de Navarra. [citado 11 de junio de 2020]. Disponible en: https://www.eunsa.es/libro/etica-general_10 0158/

[35] Pellegrino ED, Thomasma DC. The Virtues in Medical Practice. Oxford University Press; 1993. 222.

que sin embargo, el paciente no tiene porqué comprender por lo que, muy probablemente haga simplificación práctica del asunto entendiendo que: "el médico no quiere prescribirle a mi hijo un fármaco eficaz, porque de no serlo no se habría comercializado, por el simple hecho de que es muy caro y para justificar su negativa utiliza términos científicos que yo no comprendo" "Lo que sí que comprendo es que mi hijo está enfermo, su esperanza y calidad de vida son pobres y si existe un tratamiento aprobado para su enfermedad quiero que se use, esté científicamente demostrado o no"

Entendible es, llegados a este punto, que ante la duda de eficacia o no, cualquier padre en potestad de decidir diría que prefiere probar la única opción terapéutica, independientemente de que no estar seguros de un efecto beneficioso, a dejar a su hijo sin tratamiento viendo una evolución rápida que por seguro tendrá un final fatal; la muerte prematura de su hijo. Un exceso de sinceridad por parte del médico puede llevarnos a lo contrario, desbordar la capacidad de asimilación del paciente y que esto le lleve a una situación de desánimo por no estar preparado psicológicamente para recibir tan cruda realidad. [36]

10. CONCLUSIONES

El tratamiento adecuado de las enfermedades raras como la distrofia muscular de Duchenne y el uso racional de los medicamentos huérfanos como ataluren, constituyen actualmente un reto para el Sistema Sanitario Español. La situación generada en

[36] Requena Meana P. ¡Doctor, no haga todo lo posible! De la limitación a la prudencia terapéutica. Comares, S.L.; 2017, 128-143.

el caso de ataluren, tras su primera autorización condicional por falta de eficacia probado en ensayos clínicos en el año 2014 y la continuidad de ese estado “condicional” al cabo de varios años, evidencian la necesidad de revisar los procedimientos europeos de autorización de medicamentos a fin de evitar situaciones confusas y controvertidas como la que supone el caso que nos ocupa.

Desde la perspectiva legal-administrativa, en el caso aquí presentado, se han respetado los cauces establecidos de acuerdo a la legislación sobre prestación farmacéutica, primando criterios de eficacia demostrada del fármaco antes de la decisión de no financiación. La judicialización de algunos casos individuales que reclaman el uso de ataluren, pone de manifiesto lo complejo de la situación. La sentencia del TSJ de la Región de Murcia, comentada en este trabajo, supuso un giro radical en la actuación de la administración con ese paciente concreto para el cual ataluren fue autorizado por decisión judicial, contradiciendo los criterios establecidos y aplicados a nivel nacional por la administración.

Desde la perspectiva ética, que debe estar presente en todas las decisiones sanitarias, se debe garantizar la equidad en el acceso a ataluren sin descuidar una correcta gestión sanitario-económica basada en el coste-eficiencia de los tratamientos y recursos empleados en la enfermedad de Duchenne, contribuyendo así a la sostenibilidad del sistema sanitario.

11. BIBLIOGRAFÍA

- Abad Sazatornil R. Los medicamentos huérfanos, un reto para el sistema sanitario público. Discurso de recepción académica en Academia de Farmacia "Reino de Aragon". Zaragoza 2019, 28.
- Bermejo JC, Villacieros Durban M. Humanización y acción. Rev Iberoam Bioét. 22 de octubre de 2018;(8):01-16.
- BOE.es - Documento BOE-A-2015-8343. [citado 18 de junio de 2020]. Disponible en: https://www.boe.es/buscar/doc.php?id=BOE-A-2015-8343
- BOE.es - Documento consolidado BOE-A-1996-1069. [citado 18 de junio de 2020]. Disponible en: https://www.boe.es/buscar/act.php?id=BOE-A-1996-1069
- BOE.es - Documento consolidado BOE-A-2002-22188. [citado 18 de junio de 2020]. Disponible en: https://www.boe.es/buscar/act.php?id=BOE-A-2002-22188
- BOE.es - Documento consolidado BOE-A-2012-5403. [citado 11 de junio de 2020]. Disponible en: https://www.boe.es/buscar/act.php?id=BOE-A-2012-5403
- Burgunder JM, Schöls L, Baets J, Andersen P, Gasser T, Szolnoki Z, et al. EFNS guidelines for the molecular diagnosis of neurogenetic disorders: motoneuron, peripheral nerve and muscle disorders. Eur J Neurol. 2011;18(2):207-17.
- chmp-post-authorisation-summary-positive-opinion-translarna-ii-37_en.pdf [citado 8 de junio de 2020]. Disponible en: https://www.ema.europa.eu/en/documents/smop/chmp-post-authorisation-summary-positive-opinion-translarna-ii-37_en.pdf

- Duchenne Parent Project España. [citado 6 de junio de 2020]. Disponible en: https://www.duchenne-spain.org/
- European Commission. Eurostat. Population and population change statistics. EU-27 population continues to grow. EC Eurostat Website. Accessed Oct 15, 2013. Updated 2012. [citado 4 de junio de 2020].
- FDA Rejects New Drug Application for Translarna to Treat DMD | Duchenne Muscular Dystrophy | Jesse's Journey | Canada.Duchenne Muscular Dystrophy | Jesse's Journey. 2017 [citado 4 de junio de 2020]. Disponible en: https://www.jessesjourney.com/fda-rejects-new-drug-application-translarna-treat-dmd/
- Ficha técnica de Traslarna. [citado 8 de junio de 2020]. Disponible en: https://cima.aemps.es/cima/pdfs/es/ft/113902003/FT_113902003.pdf
- Grupo de Estudio de Enfermedades Neuromusculares. Sociedad Española de Neurología. Algoritmos diagnósticos en las miopatias hereditarias. [citado 2 de junio de 2020]. www.sen.es.
- Informe CBA Ataluren.pdf [citado 1 de junio de 2020]. Disponible en: https://www.aragon.es/documents/20127/674325/Informe+CBA+Ataluren+-+Duchenne+definitivo.pdf/315bc656-8f4c-4a83-b848-b195c2a39894?version=1.0&t=1560350192779
- Informe de Posicionamiento Terapéutico de ataluren.pdf. [citado 8 de junio de 2020]. Disponible en: https://www.aemps.gob.es/medicamentosUsoHumano/informes

Publicos/docs/IPT-ataluren-Translarna-distrofia-muscular-Duchenne.pdf

- Informe EPAR de Traslarna. [citado 8 de junio de 2020]. Disponible en: https://www.ema.europa.eu/en/documents/overview/translarna-epar-medicine overview_en.pdf
- Jovell AJ. Ética de las decisiones sanitarias. Med Clínica. 2005;124(15):580-2.
- López Pardo CM. Conceptualización y valoración de la equidad en salud. Rev Cuba Salud Pública. 33(3). [citado 10 de junio de 2020]. Disponible en: http://www.scielosp.org/scielo.php?script=sci_arttext&pid=S0864-34662007000300005&lng=es&nrm=iso&tlng=es
- Ministerio de Sanidad, Consumo y Bienestar Social - Profesionales de la Salud - Buscador situación financiación medicamentos. [citado 8 de junio de 2020]. Disponible en:https://www.mscbs.gob.es/profesionales/medicamentos.do?metodo=verDetalle&cn=704475
- Ministerio de Sanidad, Consumo y Bienestar Social - Profesionales - CS-PF-PrestacionFarmaceutica. [citado 18 de junio de 2020]. Disponible en: https://www.mscbs.gob.es/profesionales/prestacionesSanitarias/CarteraDeServicios/ContenidoCS/5PrestacionFarmaceutica/PF-PrestacionFarmaceutica.htm
- NHS England » NHS England successfully negotiates access to new drug treatment for children with duchenne muscular dystrophy. [citado 8 de junio de 2020]. Disponible en: https://www.england.nhs.uk/2016/07/drug-treatment/

- NICE | The National Institute for Health and Care Excellence. [citado 8 de junio de 2020]. Disponible en: https://www.nice.org.uk/
- Nota de presa 5 de febrero de 2019. [citado 8 de junio de 2020] Disponible en: https://www.navarra.es/NR/rdonlyres/48F735B1-0023-48C3-899B-7ADA3CA41CD2/441274/Duchenne.pdf
- Pellegrino ED, Thomasma DC. The Virtues in Medical Practice. Oxford University Press; 1993. 222.
- Pichavant C, Aartsma-Rus A, Clemens PR, Davies KE, Dickson G, Takeda S, et al. Current status of pharmaceutical and genetic therapeutic approaches to treat DMD. Mol Ther J Am Soc Gene Ther. mayo de 2011;19(5):830-40.
- PROTOCOLO-ATALUREN.pdf. Disponible en: http://www.asemgalicia.com/wp-content/uploads/PROTOCOLO-ATALUREN.pdf
- PTC Therapeutics. A Phase 2B Efficacy and Safety Study of PTC124 in Subjects With Nonsense-Mutation-Mediated Duchenne and Becker Muscular Dystrophy. clinicaltrials.gov; 2020 mar Report No.: NCT00592553. [citado 4 de junio de 2020]. Disponible en: https://clinicaltrials.gov/ct2/show/NCT00592553
- Rdfinanciacionmedicamentos.pdf. [citado 18 de junio de 2020]. Disponible en: https://www.mscbs.gob.es/normativa/docs/Rdfinanciacionmedicamentos.pdf
- Real Decreto 10152009, de 19 de junio.pdf. Disponible en: https://www.boe.es/buscar/pdf/2009/BOE-A-2009-12002-consolidado.pdf

- Requena Meana P. ¡Doctor, no haga todo lo posible! De la limitación a la prudencia terapéutica. Comares, S.L.; 2017, 128-143.
- Resolución del Defensor del Pueblo de Navarra (Q19/53). [citado 11 de junio de 2020]. Disponible en: http://www.defensornavarra.com/index.php/es/Resoluciones/2013-2019/2019/Resolucion-del-Defensor-del-Pueblo-de-Navarra-Q19-53
- Rodríguez Luño A, Bellocq Montano AJ. Ética general - Ediciones Universidad de Navarra. [citado 11 de junio de 2020]. Disponible en: https://www.eunsa.es/libro/etica-general_100158/
- Smith AK, White DB, Arnold RM. Uncertainty--the other side of prognosis. N Engl J Med. 27 de junio de 2013;368(26):2448-50.
- The European regulatory system for medicines. [citado 8 de junio de 2020] Disponible en: https://www.ema.europa.eu/en/documents/leaflet/european-regulatory-system-medicines-european-medicines-agency-consistent-approach-medicines_en.pdf
- Translarna. European Medicines Agency. 2018. [citado 8 de junio de 2020]. Disponible en: https://www.ema.europa.eu/en/medicines/human/EPAR/translarna
- Zozaya N, Villoro R y Hidalgo. Enfermedades raras. Evaluación económica y financiación de los medicamentos huérfanos. Disponible en: http://newsrare.es/wp-content/uploads/2019/09/newsRARE-n%C2%BA4-web.pdf

Kolibri 360 GmbH
Ferdinand-Jühlke-Straße 7
99095 Erfurt, Deutschland
produktsicherheit@kolibri360.de

Druck:
CPI Druckdienstleistungen GmbH
im Auftrag der
Kolibri 360 GmbH
Ferdinand-Jühlke-Str. 7
99095 Erfurt